BEI GRIN MACHT SICH IHR WISSEN BEZAHLT

AF131242

- Wir veröffentlichen Ihre Hausarbeit, Bachelor- und Masterarbeit

- Ihr eigenes eBook und Buch - weltweit in allen wichtigen Shops

- Verdienen Sie an jedem Verkauf

Jetzt bei www.GRIN.com hochladen und kostenlos publizieren

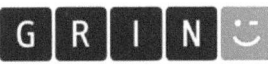

Bibliografische Information der Deutschen Nationalbibliothek:

Die Deutsche Bibliothek verzeichnet diese Publikation in der Deutschen National-
bibliografie; detaillierte bibliografische Daten sind im Internet über http://dnb.d-
nb.de/ abrufbar.

Impressum:

Copyright © 2016 GRIN Verlag, Open Publishing GmbH
Druck und Bindung: Books on Demand GmbH, Norderstedt Germany
ISBN: 9783668238664

Dieses Buch bei GRIN:

http://www.grin.com/de/e-book/334429/wissen-ueber-hiv-aids-und-einstellungen-
gegenueber-freiwilligen-hiv-aids

Erwin Busch

Wissen über HIV/AIDS und Einstellungen gegenüber freiwilligen HIV/AIDS Test- und Beratungsprogrammen im Kavre Distrikt, Nepal

GRIN Verlag

GRIN - Your knowledge has value

Der GRIN Verlag publiziert seit 1998 wissenschaftliche Arbeiten von Studenten, Hochschullehrern und anderen Akademikern als eBook und gedrucktes Buch. Die Verlagswebsite www.grin.com ist die ideale Plattform zur Veröffentlichung von Hausarbeiten, Abschlussarbeiten, wissenschaftlichen Aufsätzen, Dissertationen und Fachbüchern.

Besuchen Sie uns im Internet:

http://www.grin.com/

http://www.facebook.com/grincom

http://www.twitter.com/grin_com

Wissen über HIV/AIDS und Einstellungen gegenüber freiwilligen HIV/AIDS Test- und Beratungsprogrammen im Kavre Distrikt, Nepal.

Erwin Busch, Doktorand

Inhalt

Einführung

HIV/AIDS hat sich in weltweit in den letzten Jahrzehnten in vielen Ländern zu einem der größten gesundheitswissenschaftlichen Herausforderungen entwickelt.

Laut UNADIS lebten 2014 weltweit etwa 36,9 Millionen Menschen mit dem HI-Virus und etwa 2 Millionen Menschen haben sich mit dem Virus infiziert. UNAIDS, 2015). 78 Mio. Menschen haben sich mit dem Beginn in den 80er Jahren mit dem HI Virus infiziert und 39 Mio. haben durch HIV/AIDS ihr Leben verloren.

Besonders in den sogenannten Entwicklungsländern gehört HIV/AIDS auch heute noch zu den häufigsten Todesursachen in der Altersgruppe der 18-49jährigen. Neben dem persönlichen Leid ist der volkswirtschaftliche Schaden besonders hoch, da die Krankheit meist die jungen produktiven Altersgruppen betrifft.

In Süd-Ost-Asien sind immer noch 5 Mio. Menschen mit HIV infiziert und jährlich kommen 369.000 Neuinfektionen hinzu (UNAIDS, 2002).

In Nepal wurde der erste HIV/AIDS Fall 1988 entdeckt. Nepal gehört heute zu den Ländern mit einer konzentrierten Epidemie. Die größte HIV Prävalenz finden sich in den sogenannten Hoch-Risikogruppen: IV- Drogenkonsumenten (2,2%), Prostituierte (1,5%) und deren Kunden (4,4%) sowie Arbeitsemigranten (27%) und unter homosexuellen Männern (14,4%), jedoch in unterschiedlichen Verteilungen je nach Distrikt und Zone des Landes.

Prostitution und der Austausch gebrauchter Injektionsnadeln unter Drogenabhängigen werden als die Hauptverursacher der HIV Epidemie in den Städten des Landes und entlang der Fernstraßen des Landes betrachtet.

Armut und fehlende Erwerbsmöglichkeiten sind Gründe für umfassende Migrationbewegungen aus den ländlichen Gebieten des Landes in die urbanen Gebiete des Kathmandu-Tals oder in die neu entstehenden Industriezentren entlang der nepalesisch-indischen Grenze oder in die Großstädte des Nachbarlandes Indien.

Schätzungen zufolge arbeiten 1,5 bis 2 Millionen Nepalesen außerhalb des Landes (Thieme et al, 2005).

Statistiken des *Department of Labour* zeigen, das mehr als 500 Menschen täglich das Land verlassen um in den Nachbarländern oder in den Staaten des Mittleren Osten ihren

Lebensunterhalt zu verdienen (NIDS, 2006). Besonders die Regionen des Landes, in denen die Armut besonders ausgeprägt ist, sind von Migration betroffen. 80% der arbeitenden männlichen Bevölkerung in Acham und Doti, zweier Distrikte im äußersten Westen des Landes arbeiten temporär oder ständig im Ausland (Bhattachan u.a. 1999).

Es besteht Einvernehmen darüber, dass mobile Bevölkerungsgruppen einem hohen HIV-Infektionsrisiko ausgesetzt sind und wesentlich zur Verbreitung von HIV beitragen. (Seddon 1995; Sakya u.a. 2000) Auch wenn die Vulnerabilität dieser Gruppen sich durch Migration erhöht, so ist die Mobilität an sich kein eigentliches Risiko. Die Trennung vom familiären Umfeld, die fehlende soziale Kontrolle und eine damit verbundene Vernachlässigung sozialen Normen, Isolation Anonymität und Einsamkeit schaffen jedoch Situationen mit erhöhtem Risiko (Poudel, KC, 2004).

Die Zahl der HIV- Infizierten Menschen wurde 2011 auf 50.200 geschätzt, mit einer nationalen Prävalenz von 0,30 Prozent unter Erwachsenen im Alter von 15-49 Jahren.
Im Vergleich zu anderen Ländern Asiens eine eher niedrige Infektionsrate.
Mehr als 2/3 aller Infektionen finden sich bei Männern (66,5%) und etwa 33,5% bei Frauen. In ihrer Gesamtheit betreffen 84% aller HIV Infektionen Menschen in der produktiven Altersgruppe der 15-49 Jährigen. (NCASC, 2012).

Freiwillige HIV/AIDS Test- und Beratungsprogramme

Die Fortschritte in der Erforschung dieser tödlichen Krankheit waren in den Letzen Jahren enorm. Eine Heilung dieser Krankheit ist jedoch nicht möglich. Die Entwicklung von antiretroviraler Medikamenten hat die Lebenserwartung und die Lebensqualität von HIV - Infizierten Menschen in den letzten Jahren deutlich verbessern können.
Für infizierte Menschen in ressourcenarmen Ländern ist der Zugang zu antiretroviralen Medikamenten meist nur eingeschränkt vorhanden.

Trotz der ambitiösen Präventionsprogramme der WHO, dem kaum zu überschätzenden finanziellen Beitrag des Global Fund und zahlreicher anderer multinationaler und bilateraler Initiativen sind die Erfolgsmeldungen im Kampf gegen die Epidemie in vielen Ländern hinter den Erwartungen zurückgeblieben.

Die Prävention einer HIV Infektion bleibt auf unabsehbare Zeit die Wichtigste und wohl einzig wirksame Strategie die weitere Ausdehnung von HIV/AIDS einzudämmen.

Weltweit versuchen Präventionsprogramme Menschen von den Vorteilen von Verhaltensweisen zu überzeugen, die die Risiken einer Infektion mit dem todbringenden Virus, vermeiden oder verringern.

Vorbeugung durch den Gebrauch von Kondomen, (Legarde et al 2001) die Reduzierung der Geschlechtspartner, sexuelle Enthaltsamkeit und die Heraufsetzung des Alters der ersten sexuellen Aktivität sind die Botschaften der HIV Präventionsprogramme mit denen versucht wird die Neuinfektionsraten zu senken (UNAIDS, 2002).

Allgemeine Informations- und Aufklärungskampagnen, so die Erfahrungen der letzten Jahre, reichen zur Prävention nicht aus. Es hat sich gezeigt, dass die reine Wissensvermittlung nicht ausreicht, um eine konsistente und nachhaltige Verhaltensänderung zu initiieren. , denn Wissen alleine ist nur eine Determinante des Verhaltens (Manderson & Aaby 1992, Campbell 1997).

Vor dem Hintergrund bisheriger Erfahrung in der AIDS-Präventionsarbeit wurde der Präventionsansatz *Voluntary Councelling and Testing* (VCT) entwickelt.

Ziel dieses Ansatzes ist es dem Einzelnen die notwendige Kompetenz und das Wissen an die Hand zu geben, die es ermöglichen soll mit dem jeweiligen negativen oder positiven HIV-Status verantwortlich umzugehen.

Durch eine umfassende Beratung über Infektionswege und Präventionsmöglichkeiten und die Möglichkeit der Testung sollen Menschen zu einer nachhaltigen Verhaltensänderung befähigt werden.

Ferner soll, die in vielen Gesellschaften mit HIV/AIDS eng verbundene Stigmatisierung reduziert, der Zugang zu antiretroviralen Medikamenten eröffnen und durch psychosoziale Unterstützungsangebote HIV Betroffenen den Umgang mit der Krankheit erleichtert werden. (De Kock & Johnson 1998), (UNAIDS 2001), (WHO 2003).

Darüber hinaus wird im Rahmen dieser freiwilligen Beratungs-und Testprogramme durch die Promotion von Kondomen die Prävention und Therapie von sexuell übertragenen Krankheiten verwirklicht werden (WHO 2004).

Besonders bei Frauen steht die Prävention einer HIV Infektion auf das ungeborene Kind während der Schwangerschaft bzw. die Vermeidung einer postnatalen Infektion über die Muttermilch im Vordergrund.

Internationalem Standard entsprechend bestehen diese freiwilligen Beratungs- und Testangebote aus einer Risikoanamnese, dem HIV-Test und einer *Post-Test*-Beratung. Daran anschließend knüpfen sich, im Idealfall, weitere Angebote besonders im Fall eines positiven Testergebnisses. Angebote zur HIV Beratung und Testung finden sich heute in fast allen nationalen AIDS Programmen zur Eindämmung der Immunschwächekrankheit AIDS (WHO, 2001), (Sagiwa et al. 2000). In der Vergangenheit wurde mit verschiedenen Ansätzen versucht dieses Gesundheitsangebot in das allgemeine Gesundheitsversorgungssystem zu integrieren.

Besonders in den Ländern mit einer weniger flächendeckenden Gesundheitsinfrastruktur wurden zielgruppenorientierte Modelle entwickelt, mit denen die jeweiligen Bevölkerungsgruppen erreicht werden sollen.

Neben einem „ *Free-standing service* " [1], also eigenständigen Einheiten, werden HIV Beratungs- und Testmöglichkeiten in Krankenhäusern des privaten oder öffentlichen Sektors, sowie auch im Rahmen von Basisgesundheitsangeboten angeboten. Daneben versuchen mobile Angebote oder aufsuchende Service Dienste besonders Menschen in abgelegenen Regionen zu erreichen. Während in der Vergangenheit die Bluttests in Laboren ausgewertet wurden, werden heute meist Schnelltest verwendet, die in wenigen Minuten ein Ergebnis liefern und ein nochmaliges Erscheinen des Klienten nicht mehr nötig machen. Damit wird die Quote derer, die ohne das Ergebnis des Bluttests den Beratungsprozess beenden deutlich vermindert.

Neuere Untersuchungen zeigen in vielen Ländern eine steigende Nachfrage nach HIV-Beratungs- und Testmöglichkeiten. Die Gründe dafür liegen einerseits in den verstärkten Bemühungen in diesen Ländern durch Aufklärungsprogramme die Bevölkerungen zu mobilisieren. Die Nachfrage nach Möglichkeiten der Beratung und HIV-Testung, so die

---

[1] In der Arbeit werden englischen Begrifflichkeiten verwendet für die es im Deutschen keine eindeutige Entsprechung gibt oder die nur sehr umständlich erläutert werden können.

Vermutung, wird angesichts der zunehmenden Verfügbarkeit einer antiretroviralen Therapie in Zukunft noch zunehmen (Rana MS.et al 2013).

Eine im Jahr 2000 durchgeführte Befragung von Haushalten zu Gesundheits- und Familienplanungsthemen in Kenia, Tansania und Zimbabwe fand heraus, dass etwa 60% der Erwachsenen ihren HIV Status erfahren möchten, jedoch lediglich 15% und weniger Zugang zu entsprechenden Angeboten hatten (UNAIDS, 2000).

Trotz einer steigenden Nachfrage nach Beratung und Testung und trotz einer zunehmenden Verfügbarkeit von Beratungs- und Testmöglichkeiten werden diese Angebote vielerorts nur im geringen Umfang genutzt.

Die Gründe für die mangelnde Inanspruchnahme, so zeigen Untersuchungen in verschiedenen Ländern, sind vielfältiger Natur. Zum einen können niedrige Nutzerraten Ignoranz gegenüber HIV Test- und Beratungsangeboten demonstrieren, aber auch Ausdruck eines geringen Bewusstseins gegenüber möglichen Infektionsrisiken sein.

Vielfach ist es auch der fehlende Nutzen, der den Einzelnen veranlasst sich nicht Beraten und testen zu lassen (He, et al. 2009). Mangelndes Wissen über die Möglichkeit einer Therapie mit antiretroviralen Medikamenten bzw. die fehlende Verfügbarkeit solcher Medikamente aber auch das Fehlen von weiterführenden Therapie- und Unterstützungsangeboten sind Gründe warum Betroffene in einem HIV- Test keinen für sie relevanten Nutzen sehen.

Darüber hinaus ist die Angst vor einen positiven Testergebnis (Coates, et al., 2000), (Vermund & Wilson 2002), die Furcht vor Aufdeckung des eigenen HIV Status (Fylkesnes et al, 2004) und die damit verbundene Angst vor Stigmatisierung, sozialer Ausgrenzung und Diskriminierung, einige der Faktoren warum Menschen die Möglichkeit zu Beratung und HIV-Testung nicht in Anspruch nehmen.

Daneben ist ein fehlendes – oder unzureichendes Risikobewusstsein verbunden mit einem geringen Wissen über HIV/AIDS sowie kulturelle und gesellschaftliche Normen wie z.B. Geschlechterdisparitäten sowie religiöse und weltanschauliche Vorstellungen (Kippax, 2006), weitere Barrieren, die eine Nutzung von Beratungs- und Testangeboten erschweren.

Angst vor Schuldzuweisung und Zurückweisung sind besonders bei Frauen ein Grund einen HIV positiven Test ihrem Partner nicht mitzuteilen (Santos, et al. 2000).

Barrieren bei der Nutzung von HIV Test- und Beratungsangeboten sind nicht nur durch soziodemografische, psychosoziale und sozialkognitive Faktoren bedingt, sondern auch strukturelle Faktoren spielen eine wesentliche Rolle (Donabedian A.et al. 1980). Untersuchungen zur Nutzung von solchen Angeboten belegen, dass für viele Menschen der Zugang in manchen Hochprävalenzländern unzureichend ist. Lange Wartezeiten, diskriminierende Verhalten des Gesundheitspersonals, die Angst vor einer fehlenden Vertraulichkeit des Beratungsprozesses und des Testergebnisses sind weitere Gründe, sich nicht beraten und testen zu lassen (Day JH, 2003).

Dem Wunsch des Einzelnen, durch einen Bluttest seinen Sero-Status zu erfahren, geht meist eine komplexe Kosten-Nutzen Abwägung voraus, die zeitlich und örtlich schwankend verläuft und abhängig ist von einer Vielzahl von Faktoren.

Fylkesnes kam in seiner Untersuchung zum Nutzungsverhalten gegenüber VCT in Sambia zu dem Schluss, dass eine unzulängliche Qualität des Beratungs- und Testangebotes möglicherweise für eine geringe Nutzung von VCT verantwortlich gemacht werden kann. Obwohl 30% der Studienteilnehmer ihre Bereitschaft zur Teilnahme an Beratung und Testung zum Ausdruck brachten, nutzten lediglich nur 4% das Angebot, obwohl das eigene Risiko sich zu infizieren bei mehr als 50% der Befragten sehr hoch war (Fylkesnes u.a. 1999).

Prävention - Verhaltensänderung durch Information

Der Übertragungsweg von HIV in Nepal konzentriert sich auf heterosexuelle Kontakte. Strategien zur Modifikation sexuellen Verhaltens sind eine Schlüsselkomponente der HIV Prävention. Viele HIV Infizierte wissen nichts über ihren positiven HIV- Serostatus und tragen so zu einer weiteren Verbreitung der Immunschwächekrankheit AIDS bei.

Vielfach werden HIV-Testergebnisse nicht kommuniziert, aus Angst vor Diskriminierung, selbst unter Ehepartnern und im engsten Familienkreis nicht. Die Angst ist begründet, zumindest für Frauen, die oft verstoßen werden, wenn die Infektion bekannt wird, obwohl sie fast immer durch ihren Mann infiziert worden sind (Mahato PK, et al. 2013).

Verschiedene Faktoren hindern diese Menschen daran geschützten Verkehr zu praktizieren eine Beratung in Anspruch zu nehmen und einen Test durchführen zu lassen, oder im Fall eines seropositiven Testergebnisses das antiretroviralen Therapieangebot, soweit vorhanden, anzunehmen (UNAIDS, 2006).

Bisherige Präventionsansätze wurden dominiert von Kondom-Promotion und der Reduzierung der Geschlechtspartner. Die verfügbaren Daten aus Nepal zeigen jedoch steigende Infektionszahlen bei sexuell übertragenen Krankheiten in der allgemeinen Bevölkerung, in mobilen Bevölkerungsgruppen und unter Prostituierten und belegen damit die geringe Akzeptanz gegenüber dem Gebrauch von Kondomen (New Era, 1995; Cox und Suvedi 1994; Bhatta u.a. 1993).

Kondome haben ein negatives Image und werden meist assoziiert mit verbotenem Sex, Promiskuität, oder im besten Fall mit Familienplanung und werden weniger als präventive Maßnahme betrachtet (Smith 1996).

Das Wissen über HIV/ AIDS, über die Übertragungswege und über die Prävention einer Infektion mit dem HI-Virus und die Einstellungen zu sicheren Verhaltensweisen sind in der allgemeinen Bevölkerung und teilweise auch in den gefährdeten Gruppen nur gering ausgeprägt (NDHS, 2011).

Vielfach konzentrieren sich Präventionsprogramme auf die urbanen Gebiete im Kathmandu-Tal oder in Gebieten mit besonders hohen Infektionsraten wie z.B. in den Distrikten im westlichen Teil des Landes in denen die Arbeitsmigration nach Indien sehr hoch ist.
Präventionsprogramme in ländlichen Gebieten werden meist nicht flächendeckend angeboten und wenn, dann meist nur von Nichtregierungsorganisationen durchgeführt. Trotz der Nähe zu den Zielgruppen erzielen diese Organisationen aufgrund ihrer knappen finanziellen Mittel und der oftmals unzureichenden Koordination und Zusammenarbeit der übergeordneten Stellen sowie der meist unzureichenden materiellen und personellen Ausstattung oftmals nur einen geringen Wirkungsgrad.

Freiwillige HIV-Beratungs- und Testangebote in Nepal

Bis November 2011 wurden landesweit 196 HIV Beratungs- und Testeinrichtungen in 5 Entwicklungsregionen des Landes geschaffen. Die meisten Einrichtungen konzentrieren sich auf die städtischen Regionen des Landes. Im Kathmandu-Tal sind bisher 14 Service Zentren installiert worden. Die meisten Einrichtungen wurden errichtet, und werden betrieben von

Nichtregierungsorganisationen, meist in enger Partnerschaft mit internationalen Geldgebern und nur wenige agieren unter dem Management des Gesundheitsministeriums (NIDS, 2005). Staatliche Test- und Beratungsangebote finden sich auch in den Distriktkrankenhäusern der größeren Städte und in lokalen Gesundheitsposten.

Die große Mehrzahl der Frauen (95%) und Männer (85%) haben bisher keine Möglichkeit HIV-Beratungs- und Testangebote in Anspruch zu nehmen (NDHS, 2011).

Eine Untersuchung in 30 Distrikten des Landes zeigte das in 50 unterschiedlichen Beratungs-Einrichtungen lediglich 5250 Personen im Zeitraum von August 2004 bis Juli 2005 die Möglichkeit nutzten um ihren Serostatus zu erfahren und sich beraten zu lassen (UNGASS National Report: Nepal 2005). Verglichen mit der HIV Situation in Nepal ist die Zahl der Personen, die dieses Angebot nutzen sehr gering und liegt bei Männern in der Allgemeinbevölkerung bei 7,5% und bei Frauen 2,9% (NDHS, 2011).

Deutlich höhere Nutzungsraten konnte eine Untersuchung unter Frauen von Arbeits-Migranten in 4 Distrikten in West-Nepal belegen. 15,6% der Frauen ließen sich hinsichtlich HIV beraten und hatten ihren HIV Status bestimmen lassen (Bhawan G, Galli A, 2010).
Einer noch weit höheren Beteiligung zeigte eine Untersuchung unter 109 Prostituierten in Pokhara, 2012. 67,9% der Studienteilnehmer hatten sich wenigstens 1mal Testen lassen (Rana, et al., 2012).
Die hohen Nutzungsraten können auf die verstärktem Präventionsbemühungen in den Risikogruppen zurückgeführt werden und auf eine geografische Fokussierung auf Regionen in denen die Arbeitsmigration nach Indien besonders hoch ist, wie in bestimmten Distrikten in West-Nepal.
Besonders bedenklich ist in der Vergangenheit der durchschnittliche Rückgang der Inanspruchnahme von 10 Konsultationen je Woche in 2008 auf 7 in 2009 UNGASS, 2010).

Die Gründe für die geringe Nutzung dieser Angebote in der Allgemeinbevölkerung in Nepal sind vielfältig und vergleichbar mit denen Gründen, die in anderen Ländern mit niedriger Beteiligung ebenfalls gefunden werden.

Diese Untersuchung liefert Informationen zu einigen der Determinanten, die die Nutzung von HIV-Beratungs- und Testangeboten in ländlichen Gebieten Nepals beeinflussen. Es soll zum einen der Frage nachgegangen werden wie groß das Wissen über HIV/AIDS in der Bevölkerung ist und zum anderen welche Einstellung Menschen gegenüber Möglichkeit sich hinsichtlich HIV/AIDS beraten und testen zu lassen haben.

Studiendesign und Methoden

Es wurde eine quantitative, deskriptive Querschnittsstudie durchgeführt um Informationen über das Wissen hinsichtlich der Übertragung und der Prävention von HIV/AIDS sowie die Einstellung zu freiwilligen HIV Beratungs- und Testangeboten zu generieren.

Die Untersuchung wurde zwischen Oktober 2011 und Januar 2012 im Distrikt Kavrepalanchok[2] in Zentral-Nepal durchgeführt. Das Untersuchungsgebiet liegt in der Bagmati Zone , einer Verwaltungseinheit bestehend aus insgesamt 8 Distrikten in der mehr als 2,5 Millionen Menschen leben. Mit Dhulikhel dem Verwaltungssitz gehört Kavrepalanchok mit einer Fläche von 1396km² und einer Bevölkerung von ca. 381.000 Einwohnern zu einem der größten Distrikte des Landes (Central Bureau of Statistics, 2011).

Das Studiengebiet ist etwa 40 km entfernt von der Landeshauptstadt Kathmandu. Der Kavrepalanchok Distrikt ist unterteilt in 102 *VDC*[3] und in 924 *wards*.

Innerhalb des Distrikts wurden die 4 VDC ausgewählt Simalchour-Syampati, Ukratara-Janagal, Panauti und Kushadevi. Innerhalb eines jeden *VDC´s* wurden jeweils 5 *wards* ausgewählt.

Die Datenerhebung wurde unterstützt von *ARSOW (Association For Rural Social Welfare, Nepal)* einer lokalen Nichtregierungsorganisation, die im Bereich HIV Prävention auch einen mobilen HIV Test- und Beratungsservice anbietet. Damit wurde der Zugang zu den

---

[2] In anderen Quellen wird der Distriktname auch mit Kavre, Kabhre oder Kabhrepalanchowk angegeben. Die hier verwendete Begriff wird in den offiziellen Unterlagen des Central Bureau of Statistics der nepalischen Regierung verwendet.

[3] Das *Village Development Committee* (VDC) sind politisch-territorialen Verwaltungseinheiten, vergleichbar mit der administrativen Einheit einer Großgemeinde. Ein VDC setzt sich immer aus neun kleineren Einheiten, sogenannten *Wards* zusammen. Ein Ward kann in mehrere Ortschaften aufgeteilt sein.

Studienteilnehmern wesentlich erleichtert, was aufgrund einer so intimen Thematik – wie HIV/AIDS und dem damit verbundenen Themenkreis sexueller Verhaltensweisen von erheblicher Bedeutung war.

Die Entscheidung die Untersuchung im Kavrepalanchok Distrikt durchzuführen basierte im wesentliche auf der Bereitschaft von *ARSOW* die Datenerhebung zu unterstützen. Bei der Vorbereitung der Untersuchung war es nicht möglich in anderen Distrikten, in denen Test- und Beratungsangebote außerhalb städtischer Strukturen angeboten wird, eine funktionierende Einrichtung zu finden, die Beratung und Testmöglichkeiten anbietet und die Untersuchung begleiten konnte.

Unzureichende finanzielle Mittel, mangelndes Personal waren die Gründe, die die angefragten *NGO´s*(Nichtregierungsorganisation) nannten warum laufende Service Angebote nicht weitergeführt wurden.

Die Auswahl der Studienteilnehmer erfolgte in einem mehrstufigen Verfahren. Nach Festlegung der *VDC´s* wurden jeweils 5 Wards in einem randomisierten Verfahren ausgewählt. Die Datenerhebung erfolgt im Rahmen einer Haushaltsbefragung in den ausgewählten Dörfern *(Wards)*. Bei der Datenerhebung wurde darauf geachtet eine möglichst gleiche Zahl von Studienteilnehmer aus den einzelnen *VDC´s* zu befragen.

Anhand der Wählerlisten wurde jeder dritte Haushalt für die Datenerhebung ausgewählt.

In den ausgewählten Haushalten wurde die erste, angetroffene Person interviewt, die die Selektionskriterien erfüllte d.h. 1) am Ort wohnhaft war 2) zwischen 18 und 49 Jahren alt war und 3) ihre Zustimmung zur Befragung gab.

Im Fall fehlender Zustimmung oder wenn kein Haushaltsmitglied anzutreffen war, das die Auswahlkriterien erfüllte, wurde der darauffolgende Haushalt in der Wählerliste aufgesucht.

Insgesamt wurden 802 Personen zwischen 18 und 49 Jahren befragt.

Vor jedem Interview wurde dem Teilnehmer der mögliche Nutzen der Befragung erläutert, der zeitliche Umfang der Befragung mitgeteilt, und seine mündliche Zustimmung zur Befragung eingeholt. Darüber hinaus wurde er über die Möglichkeit informiert, jederzeit während des Interviews die Befragung beenden zu können.

Datenerhebung

Zur Erhebung der Daten wurde ein quantitatives Studiendesign gewählt.

Zum Einsatz kam ein zuvor pre- gestesteter Fragebogen, der vom Englischen ins Nepali der Landessprache übersetzt wurde. Der Fragebogen wurde adaptiert von Standard Fragebögen von WHO Untersuchungen und *Family Health International (Behaviour Surveillance Surveys)* (BSS; FHI) (NCASC, 2008).

Die Befragung der Studienteilnehmer wurde durchgeführt von 10 nepalesisch sprechenden Mitarbeitern von *ARSOW* die als *field worker* für diese Nichtregierungsorganisation tätig sind und über einen guten Zugang zu der lokalen Bevölkerung verfügen. Die Befragung erfolgte jeweils in Teams mit jeweils einem männlichen und einem weiblichen Interviewer, um so auch weiblichen Studienteilnehmer besser zu erreichen.

Die Teilnahme an der Befragung war vollkommen freiwillig und anonym. Anreize zur Teilnahme am Interview wurden keine gegeben.

Der strukturierte Fragebogen beinhaltete 5 Fragenkomplexe. Es wurden Fragen gestellt zu (1) soziodemografische Daten, (2) Fragen zum Wissen und Einstellungen gegenüber HIV/AIDS, (3) Risikoverhalten und Risikowahrnehmung, 4) Fragen zu Stigma und Diskriminierung sowie 5) Fragen zum Wissen, Einstellung und zur Praxis hinsichtlich der Nutzung von freiwilligen HIV Beratungs- und Testangeboten.

Datenanalyse

Die Datenanalyse erfolgte mit dem Statistikpaket SPSS Version 18.0. Die Antworten zum Wissen über HIV/AIDS wurden klassifiziert als korrekt oder inkorrekt.

Bei der Einstellung gegenüber freiwilligen HIV-Beratungs- und Testprogrammen wurden die Studienteilnehmer mit positiver Einstellung versehen wenn sie bereits HIV Beratungs- und Testangebote in Anspruch genommen hatten oder dies für die Zukunft planen und sie der Auffassung waren, das die Nutzung jemandem hilft das es ihm besser geht. Im Gegensatz dazu haben alle, die sich nicht beraten und testen gelassen haben und dies auch nicht in der Zukunft beabsichtigen sowie, die die keinen Nutzen in diesem Angebot sehen eine negative Einstellung.

Chi-Quatrat Test wurde eingesetzt, um signifikante Differenzen zwischen den kategorialen Variablen aufzuzeigen. Zur Identifizierung signifikanter Prädiktoren des Wissens über HIV/AIDS und der Einstellung gegenüber freiwilligen HIV- Beratungs- und Testangeboten wurde die logistische Regression eingesetzt. Der Signifikanzbereich wurde als $P<0,05$ festgelegt.

Ergebnisse

Insgesamt wurden 802 Personen in dieser Studie erfasst. Die Studienteilnehmer wurden gefragt nach ihrem Alter, Geschlecht, Bildungsstand, Religion, Kastenzugehörigkeit und ihrem Personenstand.

Das Alter wurde als kontinuierliche Variable gemessen wobei die anderen demografischen Variablen, wie Geschlecht, Bildung, Personenstand, Religions- und als kategoriale Variablen gemessen wurden. Insgesamt wurden 802 Personen befragt. Das Alter war zwischen 19 Jahre und 49 Jahre mit einem Mittelwert von 32,7 Jahren

Die Verteilung des Geschlechtes innerhalb der Studienpopulation war aufgrund des gewählten Studiendesigns gleichmäßig verteilt.

71% (568) der Studienteilnehmer gaben an lesen und schreiben zu können. Im Geschlechtervergleich zeigte sich, dass lediglich 51% der Frauen jedoch nahezu 91% der Männer über eine schulische Grundbildung verfügten.

Die Mehrheit der Befragten war verheiratet (80,6%) während 17% mit einem Partner zusammen lebten. Lediglich 1,2% lebten ohne Partner oder waren getrennt lebend bzw. geschieden (0,2%) oder waren verwitwet (0,9%).

Hinsichtlich der Ethnizität gehörten 27% der Studienteilnehmer zur Kaste der Brahmanen, also der höchsten Kaste im hinduistischen Kastensystem, 27% bezeichneten sich der Kaste der Chetri. Zur Gruppe der tibeto-burmesischen Volksgruppen zählen mit 26,3% die Tamang.

Nur 5,5% entfielen auf die Dalit, die als Unberührbare gelten. 14,4% entfielen auf andere ethnische Gruppen.

Entsprechend der ethnischen Zugehörigkeit bezeichneten sich auch die Mehrheit der Befragten als Hindus (72%) gefolgt von Buddhisten (25,1%). Lediglich 2,6% erklärten sich dem Christentum zugehörig.

Wissen über HIV/AIDS

Die meisten der Befragten Personen 88% hatten bestätigten bereits von HIV/AIDS gehört zu haben (43,3% der Frauen und 56,7 % der Männer). 15,7% gaben an jemanden zu kennen der mit HIV infiziert oder an AIDS erkrankt ist.

Das genaue Antwortverhalten zeigt Tabelle 1.

Table 1. Knowledge of 802 respondents on HIV transmission and methods of prevention in Kavre District, Nepal	korrekt		inkorrekt	
	N	%	N	%
Can people protect themselves from HIV virus by abstaining from sexual intercourse?	354	44,2	442	55,2
Do you think that staying with only one faithful partner protects people from HIV/AIDS infection?	490	61,2	310	38,7
Do you think that the use of condom during sexual intercourse reduces the chance of being infected with HIV/AIDS virus?	593	74,0	208	26,0
Do you think that people have HIV/AIDS by sharing kitchen utensils or bathrooms with someone having AIDS?	690	86,1	111	13,9
Can HIV/AIDS virus be transmitted from an infected mother to her newborn child through breastfeeding?	564	70,4	237	29,6
Does sharing razors can transmit HIV/AIDS?	126		570	
Can a person get HIV/AIDS by eating *jutho* food ?	641	80,0	159	19,9
Do you think that a healthy looking person can be carrier HIV/AIDS?	682	85,1	119	14,9
Can washing after sex helps people to protect against HIV/AIDS?	493	61,5	308	38,5
Can people get the HIV/AIDS virus because of witchcraft or other supernatural means?	759	94,8	41	5,1

Die postnatale Übertragung des Virus auf das Neugeborene durch Stillen Muttermilch nannten 70,4% als mögliche Infektionsquelle. Wobei Frauen mit 41,6% nicht wussten dass ein HIV- Infektionsrisiko für das Neugeborene über die Muttermilch besteht.

Missverständnisse fanden sich hinsichtlich der Übertragung von HIV. 13,9% der Befragten sahen eine Übertragungsmöglichkeit in der gemeinsamen Nutzung von Küchenutensilien. Der Geschlechtervergleich zeigt, dass 81,1% Frauen aber nur 18,9% Männer diese Auffassung vertreten.

Eng damit verbunden vertreten nahezu 20% die Auffassung dass verunreinigtes Essen *(Jutho Food)* HIV/AIDS übertragen kann. Auch hierbei sind es im Geschlechtervergleich ebenfalls die Frauen, die mit fast 84,3%, verunreinigtem Essen ein HIV Infektionsrisiko zuschreiben.

In der gemeinsamen Nutzung von Rasierklingen sahen 71,2 % ein Infektionsrisiko (62,1% der Männer und 37,9% der Frauen).

Lediglich 5% (N=41) der Befragten glauben das durch Hexerei und Zauber HIV übertragen werden kann, wobei auch hier die Mehrzahl (N=34) der weiblichen Studienteilnehmer diese Auffassung vertritt (82,9%)

Fast 14,9% (N=119) sind der Meinung dass eine gesund aussehende Person kein HIV übertragen kann. Wobei auch hierbei 98 Frauen der Auffassung sind das von einer gesund aussehenden Person kein Infektionsrisiko ausgehen kann (82,4% der Frauen).

Bei den Fragen nach möglichen präventiven Faktoren waren 38,5% der Befragten der Meinung, dass die Infektion mit dem HI-Virus durch waschen nach dem Geschlechtsverkehr vermieden werden kann. Auch hierbei sind es wieder die weiblichen Studienteilnehmer, die diese Annahme mehrheitlich teilen (81,2%) jedoch nur lediglich von 18,8% der männlichen Befragten.

Lediglich 44,2% der Befragten waren der Auffassung, das sexuelle Enthaltsamkeit das HIV Infektionsrisiko senken kann.

Die Treue zum Partner, also die Reduzierung von Geschlechtspartnern war für 61,2 % eine Möglichkeit das Risiko einer Infektion zu minimieren.

74,0% der Befragten, wussten dass Kondome vor einer HIV Infektion schützen.
Im Geschlechtervergleich war die Schutzwirkung von Kondomen bei Männern mit 65,6% bekannt, bei Frauen jedoch lediglich mit 34,4 %.

Prädiktoren für das Wissen über HIV/AID

Mit Hilfe der logistischen Regression wurde versucht mögliche Zusammenhänge von unabhängigen Variablen auf das Wissen über HIV/AIDS darzustellen.
In das Regressionsmodell wurden nur solche Variablen aufgenommen wenn sie einen Erklärungswert hatten.

Unter den Variablen, die in das Modell Aufnahme fanden waren das Geschlecht, Alter, Religion, Kastenzugehörigkeit, Bildungsstand sowie der Personenstand. Das Alter zeigte sich als signifikanter Prädiktor für das Wissen über die Übertragung des HI-Virus und die Möglichkeiten der Prävention einer Infektion. Damit ist bei jüngeren Studienteilnehmern das Wissen über die Übertragungswege des HI-Virus sowie die Möglichkeiten einer Prävention besser ausgeprägt.

Ein positiver Zusammenhang konnte auch zwischen dem allgemeinen Bildungsstand und dem HIV/AIDS Wissen belegt werden.

Männer verfügen über ein umfangreicheres Wissen im Vergleich zu Frauen und Verheiratete sind ebenfalls über die Übertragungswege und die Prävention einer HIV Infektion besser informiert.

Auch bei der Ethnizität konnten signifikante Zusammenhänge nachgewiesen werden. Das Wissen war bei den Befragten, die sich der Kaste der Chetri und Brahmanen zugehörig fühlten am höchsten während es bei den Tamang am geringsten war.

Table 2. Prädictors of HIV/AIDS knowledge among residents of Kavre District, Nepal

Prädictors	df	P Value	OR (95% CI)
Sex male	1	2,79E-21	7,4 (4,89-11,21)
agegroup	3	0,275513	
18-25	1	0,078171	2,10(0,91-4,82)
26-33	1	0,072808	1,89(0,94-3,82)
34-41	1	0,238596	1,52(0,75-3,07)
caste	4	0,002797***	
Brahmin	1	0,041693*	0,55(0,32-0,97)
Chettri	1	0,337845	0,76(0,43-1,33)
Tamang	1	0,000261***	0,09(0,02-0,33)
Dalit	1	0,279628	0,57(0,20-1,57)
Hindu	1	0,119684	0,37(0,10-1,29)
education can read and write	1	0,000198***	3,31(1,76-6,24)
Marital status married	1	0,010529**	2,21(1,20-4,06)
Konstante	1	0,001353	0,092999

Signifikant at: ***p<0,001   **p<0,01   *p<0,05

Die Wahrnehmung von freiwilligen HIV-Beratungs- und Testangeboten

Die Wahrnehmung eines Gesundheitsangebotes bestimmt entscheidend mit in wie weit das Angebot von der Zielgruppe auch genutzt wird.

Die Teilnehmer wurden gefragt welche Möglichkeiten sie haben sich hinsichtlich einer evtl. HIV Infektion testen und beraten zu lassen. Im Vordergrund standen Fragen nach dem Wissensstand zu Beratungs-und HIV Testmöglichkeiten. Die Studienteilnehmer sollten Aussagen machen „ob sie wissen wo sie sich hinwenden können, - welche Institutionen einen solchen Service anbietet und woher sie erfahren haben dass es einen solchen Service gibt.

Die Frage nach: *„how can a person find out if he/she has HIV"* beantworteten 72,2% mit *„go for a test"*

Gefragt nach dem präferierten Gesundheitseinrichtung, die der jeweilige Studienteilnehmer aufsuchen würde, um sich über HIV/AIDS beraten und testen zu lassen, würden 43,2% eine speziellen HIV Beratungs- und Test- Einrichtung und 33,6% eine Gesundheitseinrichtung aufsuchen.

Unter den Befragten war das Wissen über Verfügbarkeit von speziellen Einrichtungen zur HIV Beratung- und Testung nur gering ausgeprägt.

Lediglich 44,9% konnten eine Gesundheitseinrichtung benennen, die einen solchen Service anbietet. Dabei zeigte sich, dass 65,7% der weiblichen Studienteilnehmer nicht in der Lage waren einen Ort zu nennen, an dem sie sich hätten Beraten und Testen lassen können. in Anspruch nehmen können.

Von denen, die wussten wo solche Angebote existieren nannten 29,2% *„Gouvernement Hospital"* und *„NGO Clinic"* (30,3%) als mögliche Institutionen an denen sie eine HIV Beratung und die Möglichkeit eines HIV-Tests und entsprechende Beratung finden können.

30,2% der Interviewten hatten die Information über einen *„Peer Educator"* erhalten. 14,0% erfuhren über da Radio von der Möglichkeit sich beraten und testen zu lassen und 10,6% bzw. 10,5% erfuhren über *Community Health Worker* und über Informationsplakate von diesen HIV Programen.

Die Studienteilnehmer waren mehrheitlich der Auffassung, dass Menschen mit HIV/AIDS einer speziellen Unterstützung bedürfen (93,6%).

Jedoch waren nur 17,9% der Befragten in der Lage einen Ort zu benennen an dem HIV Infizierte oder an AIDS Erkrankte mögliche Unterstützung und Hilfe finden können.

Einstellung gegenüber freiwilligen HIV- Beratungs- und Testangeboten

Die Bereitschaft zur Nutzung von Gesundheitsangeboten wird bestimmt durch den Zugang zu diesen Angeboten aber auch durch die Einstellung eines jeden gegenüber einem solchen Angebot. Die Einstellung jedoch ist zum einen beeinflusst von der persönlichen Bedürfnislage, dem erwartenden Nutzen und den damit verbunden Kosten und Risiken und evtl. Vorerfahrungen mit ähnlichen Angeboten.

Table 3. Attitudes towards VCT for HIV/AIDS among residents of Kavre District, Nepal				
	yes		no	
	N	%	N	%
I would be stigmatized if people were to know that I am going for an HIV test	237	29,6	564	70,4
It is not necessary to test for HIV because there is neither vaccine nor cure for HIV/AIDS	120	15,0	681	85,0
Only people whose suspect that they are HIV infected should test for HIV	146	18,2	653	81,5
People should not test for HIV because AIDS is a very frightening and dangerous disease	129	16,1	672	83,9
People who offer HIV testing services do not keep results confidentially	251	31,3	550	68,7
HIV infected people are likely to die quicker if tested and get informed about their positive results	246	30,7	555	69,3

Die Befürchtung der Stigmatisierung und Ausgrenzung für den Fall das Andere von einem HIV Test erfahren äußerten 70,4% der Studienteilnehmer. Auffallend ist, dass bei Frauen die Angst vor Stigmatisierung und Ausgrenzung sehr stark ausgeprägt zu sein zu sein scheint. Alleine 56,2% der Frauen fürchten Stigmatisierung innerhalb ihres sozialen Umfeldes

85,0% vertreten die Auffassung ein Test sei nicht notwendig da es weder eine Impfung noch eine Heilung gibt. Der Geschlechtervergleich ergab keine gravierenden Unterschiede im Antwortverhalten. Etwa gleich viele (81,5%) vertreten die Meinung, dass nur verdächtige Personen sich einem HIV Test unterziehen sollten während 83,9% von einem Test absehen da HIV eine „very frightening and dangerous disease" sei.

68,7% befürchten, dass die Verschwiegenheit des Gesundheitspersonals im Beratungsprozess nicht gegeben ist und die Vertraulichkeit der Testergebnisse nicht garantiert werden kann. Nahezu 70% aller Teilnehmer vertreten die Auffassung, dass sie nach einem positiven Testergebnis früher sterben würden.

Obwohl die Mehrzahl der Auffassung sind, dass eine Beratung und ein HIV Test dabei hilft sich besser zu fühlen (93,8%) besteht nur eine geringe Bereitschaft unter den Befragten auch für diesen Service zu zahlen 64,5%).

Table 4. Prädiktors of Attitudes towards VCT for HIV/AIDS among residents of Kavre District, Nepal			
	df	P Value	OR (95% CI)
sex_V101(male)	1	0,000112***	0,36(0,21-0,60)
agegroup	3	0,012286**	
18-25	1	0,090697	2,6(0,85-8,34)
26-33	1	0,078314	2,51(0,90-7,02)
34-41	1	0,994776	1,00(0,33-2,98)
Knowledge of HIV/AIDS	1	0,226493	3,15(0,49-20,26)
caste	4	0,700128	
Brahmin	1	0,600307	1,22(0,57-2,63)
Chettri	1	0,257106	1,53(0,73-3,24)
Tamang	1	0,747688	0,78(0,18-3,39)
Dalit	1	0,733705	0,75(0,15-3,79)
Hindu	1	0,063129	0,25(0,05-1,07)
education can read an write	1	2E-05**	8,70(3,21-23,51)
Marital status married	1	0,082198*	1,799649
Konstante	1	9,17E-05	0,01559

Signifikant at: ***p<0,001   **p<0,01   *p<0,05

Prädiktoren für eine positive Einstellung zu freiwilligen HIV Beratungs- und Testangeboten war die Zugehörigkeit zum weiblichen Geschlecht (Männer weniger offen), ein Alter jünger als 34 (jünger positivere Einstellung) und das Vorhandensein einer Grundbildung.

Ein möglicher Zusammenhang zwischen dem Wissen über HIV/AIDS und einer positiven Einstellung zu HIV Beratungs- und Testangeboten konnte anhand der Daten nicht belegt werden.

Bei Hindus scheint die Einstellung weniger positiv ausgeprägt zu sein im Vergleich zu den buddhistischen Studienteilnehmern, wobei dieser Zusammenhang statistisch nur schwach ausgeprägt war.
Ebenfalls war eine positive Einstellung zu HIV Beratungs- und Testangeboten bei Verheirateten positiver ausgeprägt im Vergleich zu den unverheirateten Befragten, wobei auch dieser Zusammenhang nur schwach ausgeprägt war.

Diskussion

Nutzung und die Intention einer späteren Nutzung

Nur 19% der Befragten hatten jemals freiwillige HIV Beratungs- und Testangebote in Anspruch genommen. in Anspruch genommen, wobei die Verteilung in den 4 Untersuchungsregionen keine großen Abweichungen zeigte. Die Nutzung von in der Untersuchungsregion ist vergleichbar mit Daten des 2011 durchgeführten *National Demographic and Health Survey*. Die Ergebnisse aus einer Befragung von mehr als 16500 Personen belegen, dass 95% der Frauen und 85% der Männer sich noch nie hatten auf HIV testen lassen (NDHS, 2011)

Die Mehrheit, also 81% der Teilnehmer der Studie hatten sich bisher noch nicht über HIV Beraten und Testen lassen. Dieses Ergebnis verwundert nicht wenn man die sozialen Implikationen eines pos. HIV Tests sich vor Augen hält. HIV positive sind in Nepal, wie auch in anderen Ländern einem massiven Ausgrenzung, Diskriminierung und Stigmatisierung ausgesetzt sei es von der Familie, Freunden, Arbeitgebern aber auch durch das Personal in Gesundheitseinrichtungen

Obwohl die Inanspruchnahme im Untersuchungsgebiet eher gering war, äußerte die Mehrheit der Befragten die Absicht sich Zukunft über HIV Beraten und auch testen zu lassen.

Wissen über HIV/AIDS

Die bisher erzielten Erfolge beim weltweiten Rückgang der HIV-Inzidenz sind nach Angaben der Weltgesundheitsorganisation (WHO) durch eine Änderung sexuellen Verhaltens zu möglich geworden. Diese Veränderungen beziehen sich auf Verhaltensindikatoren wie die erhöhte Verwendung von Kondomen, eine verzögerten sexuellen Initiation sowie der Reduktion der Sexualpartner.

Diese Verhaltensänderungen werden am besten durch die Verbesserung der Grundkenntnisse über HIV / AIDS über Übertragungswege und Präventionsmaßnahmen ausgelöst. Damit ist das zunehmende Wissen über HIV / AIDS ein wirksames Mittel zur Förderung langfristiger Verhaltensänderungen (UNAIDS, 2002).

Die Studie zeigt dass die Wissensbasis über HIV/AIDS bei den Studienteilnehmern in ihrer Gesamtheit höher war als in anderen ressourcenarmen Ländern (Asamoah-Odei A. et al. 2004).

Diese Beobachtung ist möglicherweise auf die Aktivität der lokalen NGO *ARSOW* zurückzuführen, die in der Region Aufklärungskampagnen durchführt und auch HIV Beratungs- und Testangebote anbietet..

Die Ergebnisse der Untersuchung konnte belegen, dass das Alter ein signifikanter Prädiktor für das Wissen über HIV/AIDS darstellt. Bei jüngeren Studienteilnehmern war das Wissen über die Übertragung und die Prävention einer HIV Infektion größer im Gegensatz zu den älteren Studienteilnehmern.

In ihrer Gesamtheit war das Wissen über HIV/AIDS im Untersuchungsgebiet bei Frauen deutlich geringer im Vergleich zu den männlichen Studienteilenehmern. Diese Geschlechterunterschiede bestätigen Studien in 35 von 48 Ländern in Sub Sahara Afrika. Die Untersuchung in den Ländern südlich der Sahara zeigten, dass Frauen im Vergleich zu Männern ein 20% geringeres Wissen besaßen (Asamoah-Odei E, et al, 2004), (Jha SM et al. 2010).

Etwa 88 % der Befragten hatten bereits etwas über HIV/AIDS gehört, (99% der Männer jedoch nur 78% der Frauen). Ähnliche Resultate fanden sich im National Demographic and Health Survey von 2011. 86% der Frauen und 97% der Männer im Alter zwischen 15-49Jahren hatten bereits von HIV/AIDS gehört (NDHS, 2011).

Auffallend ist, dass bei den weiblichen Studienteilnehmern, die weder lesen noch schreiben konnten, fast 42% noch nie etwas über HIV/AIDS gehört hatten.

Die Daten bestätigen ebenfalls ein höheres Wissen bei Frauen mit einem höheren Bildungsniveau wohingegen lediglich 70% der Frauen ohne jegliche Bildung jemals etwas von HIV/AIDS gehört hatten. (NDHS, 2011).

Das geringe Wissen über HIV/AIDS bei Frauen in der Untersuchungsregion mag im Zusammenhang stehen mit dem geringen Grad an formaler Bildung von Frauen und Mädchen in Nepal, was in den ländlicheren Regionen besonders ausgeprägt ist.

In diesem Zusammenhang scheint auch der allgemeine Bildungsstand eine entscheidende Rolle zu spielen. Eine Untersuchung unter jungen Frauen in Rwanda bestätigt diese Annahme. Frauen mit einer höheren Schulbildung verfügten über eine 5 Mal umfangreicheres Wissen im Vergleich zu ihren Geschlechtsgenossinnen ohne formale Bildung (Calverton, MD, 2001).

Eine Reihe von Untersuchungen konnten jedoch zeigen, dass Personen mit einer formalen Bildung die Wahrscheinlichkeit größer ist, dass sie auch über ein adäquates Wissen hinsichtlich HIV/AIDS verfügen (Iliyasu Z, et al. 2005)(Ekanem EE et al. 2004).

Zu ähnlichen Ergebnissen kommt eine Untersuchung im ländlichen Nigeria. Auch hier waren die Teilnehmer mit dem geringsten Wissen über die Übertragungswege und die Präventions von HIV/AIDS diejenigen, die keinen Zugang zu einer formalen Bildung hatten (Zubairu I, et al. 2006).

Ein weiter Grund mag auch in der Tabuisierung sexuell behafteter Thematiken innerhalb der traditionellen nepalesischen Gesellschaft liegen, in der Gespräche über Sexualität innerhalb der Familie und der Gesellschaft als moralisch verwerflich betrachten werden und in der sexuelle Aktivitäten außerhalb der Ehe nicht akzeptiert werden (Mathur S. et al. 2001).

Darüber hinaus mag die ländliche Lebensweise die Unterschiede weiter verstärken.

Studien haben gezeigt, dass Frauen in städtischem Lebensumfeld ein deutlich umfangreicheres Wissen über HIV/AIDS besitzen, als Frauen die in ländlichen Gebieten leben (Mahajan P & Sharma, N, 2005).

Als Teil der Bemühungen das Wissen über die Übertragung und die Prävention von HIV Infektionen zu beurteilen sollte auch der Bereich der Missverständnisse hinsichtlich der Übertragungswege von HIV betrachtet werden.

Neben einer unterschiedlichen Wissensbasis im Geschlechtervergleich zeigten die Ergebnisse der Untersuchung eine Reihe von Missverständnissen bei den Studienteilnehmern hinsichtlich möglicher Übertragungswege von HIV sowie der Prävention einer Infektion. Missverständnisse in Bezug auf die Übertragung von HIV und die Möglichkeit der Prävention einer Infektion wurden auch durch andere Untersuchungen belegt (Osinubi TS, et al. 2005), (He Na, et al. 2009.

HIV wird vorwiegend über heterosexuelle Kontakte übertragen. Bisherige Präventionsprogramme versuchten die Übertragung des Virus durch eine Verhaltensänderung zu beeinflussen. Die meisten Präventionsbotschaften richten sich an den Einzelnen mit der Aufforderung die Zahl der Geschlechtspartner zu reduzieren, Kondome zu benutzen und sexuelle Enthaltsamkeit zu praktizieren.

Die Mehrheit der Studienteilnehmer im Untersuchungsgebiet war nicht der Auffassung, dass sexuelle Enthaltsamkeit, vor einer HIV Infektion zu schützten vermag. Diese Ergebnisse liegen deutlich unter den Resultaten des *National Demographic and Health Survey*. Die präventive Wirkung einer Reduzierung der Geschlechtspartner bejahten dort 79% der Frauen und 84% der Männer (NDHS, 2011).

Obwohl in der Untersuchung der Gebrauch von Kondome und die Reduzierung der Zahl der Geschlechtspartner als effektive Maßnahme eine HIV Prävention von den Studienteilnehmern bejaht wurden liegen die Werte teilweise deutlich unter dem Landesdurchschnitt wie Ergebnisse des in 2011 durchgeführten *National Demographic and Health Survey* zeigen.

Hier waren 74% der Frauen und 89% der Männer der Auffassung, dass der regelmäßige Gebrauch von Kondomen eine HIV Infektion verhindert. Die Möglichkeit eine HIV Infektion zu vermeiden indem die Zahl der Geschlechtspartner reduziert wird sahen im Landesdurchschnitt 79% der Frauen und 89% der Männer (NDHS, 2011).

Während 96,3% der Männer im Untersuchungsgebiet die präventive Wirkung von Kondomen nannten waren es bei den weiblichen Teilnehmern lediglich 51,4%.
Der geringe Anteil weiblicher Teilnehmer, die den Gebrauch von Kondomen als Prävention gegenüber einer HIV Infektion betrachten mag darauf zurückzuführen sein, dass die

Wissensvermittlung über reproduktive Sexualität und reproduktive Gesundheit in Nepal nur unzureichend ist und besonders Frauen und jungen Menschen in ländlichen Regionen nur geringen Zugang dazu haben (Jha SM et al. 2010).

In einer Untersuchung unter Frauen in Nepal in 2007 fand, dass 70% der befragten Frauen die Möglichkeit kannten, sich durch den Gebrauch von Kondomen vor einer HIV Infektion zu schützen (Jha, KK et. Al, 2009).

Abstain from Sex (Enthaltsamkeit), *Be faithful if you do not abstain* (Treue), *use a Condom if you are not faithful* (Kondom), die Schlagwörter der HIV/Aids-Prävention, der als ABC-Präventionsansatz vor allem mit Uganda Erfolge in der Prävention von HIV zeigen konnte, scheint in dieser Region Nepals in der Präventionsarbeit nicht Einzug gehalten zu haben.

Hinsichtlich der Prävention einer Infektion wurden die Studienteilnehmer gefragt ob eine gesund aussehende Person HIV übertragen kann und ob sie glauben, dass die gemeinsame Nutzung von Rasierutensilien eine Übertragung ermöglicht, oder eine Übertragung durch verunreinigtes Essen oder gemeinsame Nutzung von Essgeschirr möglich ist
Die Ergebnisse zeigen, dass das Wissen über die Übertragungswege des Virus lückenhaft ist.

Eine mögliche Übertragung des HI Virus durch die gemeinsame Nutzung von Küchengeschirr sahen 13,9%. Ein Blick auf die Geschlechterverteilung zeigt, dass 81,1% Frauen aber nur 18,9% Männer diese Auffassung vertreten.

Nahezu 20% sind der Meinung, dass verunreinigtes Essen *(Jutho Food)* HIV/AIDS übertragen kann. Im Geschlechtervergleich sind es ebenfalls die Frauen, die mit fast 84,3%, verunreinigtem Essen ein HIV Infektionsrisiko zuschreiben.

Fast 75% sind der Meinung dass eine gesund aussehende Person auch HIV übertragen kann (82,4% der Frauen)

38,5% der Befragten glauben dass die Infektion mit dem HI-Virus durch waschen nach dem Geschlechtsverkehr vermieden werden kann. Auch hierbei sind es wieder die weiblichen Studienteilnehmer, die diese Annahme mehrheitlich teilen (81,2%) jedoch nur lediglich von 18,8% der männlichen Befragten

Mißverständnisse im Zusammenhang mit der Übertragung von HIV wurden auch im *National Demographic and Health Survey* von 2011 gefunden.

Ein umfangreiches Wissen über die Prävention einer HIV Infektion von der Mutter auf das ungeborene Kind durch den Einsatz antiretroviraler Medikamente vor der Entbindung ist wesentlich zur Vermeidung einer Übertragung.

In Nepal wurde das Programm zur Prävention einer Mutter-Kind Übertragung 2005 eingeführt und in 21 Einrichtungen angeboten (NCASC, 2010b).

Die Studienteilnehmer wurden gefragt in wie weit eine Übertragung des Hi-Virus durch die Muttermilch möglich ist.

Lediglich 70,5% der Studienteilnehmer waren sich bewusst über ein mögliches Infektionsrisiko durch die Übertragung des HI Virus über die Muttermilch. Die Untersuchung zeigte, dass Frauen mit nur 58,4% diesen Zusammenhang kannten.

im Vergleich zu 2 Untersuchungen in Nigeria und im ländlichen Äthiopien bei denen Frauen mit jeweils 57%, 58,3% und 94,2% das Infektionsrisko über die Muttermilch kannten. (Ekanem EE et al, 2004), (Alemu S et. Al. 2004), (Iliyazsu, Z. et al, 2005).

Diese Beobachtung sollte hinschlich einer erfolgreichen Mutter-Kind-Vorsorge besonders Beachtung geschenkt werden. Dabei war das Wissen bei jüngeren Frauen (18-33 Jahren) höher als bei älteren Frauen 34-49 Jahre). Die Resultate repräsentieren den Landesdurchschnitt wie die Ergebnisse der 2011 durchgeführten *National Demographic and Health Survey* belegt. Dabei waren 61,0% der Frauen und 57% der Männer die Übertragungsmöglichkeit des Virus von der Mutter auf das Kind durch die Muttermilch bekannt. Auch hier nahm das Wissen mit steigendem Lebensalter ab (NDHS, 2011).

Die Ergebnisse der Untersuchung zeigen, dass das Wissen über HIV/AIDS unter höheren Altersgruppen und Frauen am niedrigsten war.

Fehlendes Wissen in Verbindung mit Missverständnissen hinsichtlich Übertragung und Prävention einer Infektion fördert die Stigmatisierung und Diskriminierung von Menschen, die nur ansatzweise in den Verdacht geraten mit der Erkrankung in Verbindung zu stehen. Dies Beobachtungen zeigen die Notwendigkeit im Bereich für weitere Bemühungen im Bereich der Gesundheitsaufklärung notwendig sind.

Die Wahrnehmung von HIV Beratungs- und Testprogrammen

Die Kenntnis über die Verfügbarkeit von freiwilligen HIV Test- und Beratungsangeboten und eine positive Einstellung gegenüber diesem Gesundheitsangebot sind grundlegende Voraussetzung für eine Inanspruchnahme durch die Zielgruppe. Der Zusammenhang zwischen fehlendem Wissen über die Möglichkeit über HIV Beratungs- und Testmöglichkeiten, hoher Stigmatisierungsbereitschaft und damit verbunden einer fehlender Inanspruchnahme wird in verschiedenen andere Studien erwähnt (Kalichman SC & Simbayi LC, 2003), (Ma W. et al. 2007).

Die Mehrzahl der Befragten (72,2%) wussten, dass sie durch Eine HIV Test ihren Infektionsstatus feststellen lassen konnten. Bei der Art der Einrichtung würden 43,2% eine HIV Beratungs- und Testeinrichtung und 33,6% eine staatliche Gesundheitseinrichtung aufsuchen.

Unter den Befragten war das Wissen über Verfügbarkeit solcher Angebote nur gering ausgeprägt. Lediglich 44,9% konnten eine Gesundheitseinrichtung benennen, die Beratungs- und Testangebote anbietet. Unter den weiblichen Studienteilnehmern waren 65,7% nicht in der Lage einen Ort zu nennen, an dem sie sich hätte Beraten und Testen lassen können.

Einen unterschiedlichen Wissensstand der Geschlechter hinsichtlich Angebote zur HIV Beratung und Testung belegt auch eine Studie unter 2690 Migranten im ländlichen China. Lediglich 66,4% der Männer und 57,7% der Frauen waren in der Lage eine lokale Gesundheitseinrichtung zu benennen in der solch ein Service verfügbar war (He N, et. al. 2009).

Hutchinson und Kollegen zeigten in einer Untersuchung in Südafrika das 75% von 3374 Teilnehmern aus urbanen und ländlichen Gebieten in Süd-Afrika wussten wo sich eine Testmöglichkeit befand (Hutchinson FL, u.a. 2006).

Dieses Ergebnis macht deutlich, dass vermehrte Anstrengungen notwendig sind in dieser Region durch geeignete Informationskampagnen über die Möglichkeit der HIV Beratung und Testung zu informieren. Im gleichen Umfang muss natürlich dafür Sorge getragen werden, dass dieses Angebot auch verfügbar sind indem die erforderlichen finanziellen Mittel und die personelle Ausstattung in ausreichendem Umfang zur Verfügung gestellt wird.

Die Einstellung zu HIV Beratungs- und Testprogrammen

Die Bereitschaft zur Nutzung von Gesundheitsangeboten wird einerseits bestimmt durch den Zugang zu diesen Angeboten aber auch durch die Einstellung eines Jeden gegenüber einem solchen Angebot. Die Einstellung jedoch ist zum einen beeinflusst von der persönlichen Bedürfnislage, dem erwartenden Nutzen und den damit verbunden Kosten und Risiken und evtl. Vorerfahrungen mit ähnlichen Angeboten.

Die Untersuchungsergebnisse zeigten ein eher ambivalentes Einstellungsverhalten gegenüber HIV Beratungs- und Testangeboten.

Während die Mehrheit der Befragten (93,8%) die Auffassung vertrat, dass solche Angebote helfen sich besser zu fühlen, war die Bereitschaft dafür etwas zu zahlen nur gering ausgeprägt.

Bei den weiblichen Befragten würden nur 57% für eine finanziellen Beitrag leisten wollen.

Als Prädiktoren für eine positive Einstellung gegenüber freiwilligen Beratung –und Testangeboten fand die Studie dass die Einstellung zu diesem Angebot bei Frauen deutlich positiver war als bei den männlichen Studienteilnehmern.

Besonders jüngere Studienteilnehmer hatten eine positive Haltung zu diesen Präventionsangebot. Bei verheirateten Teilnehmern konnte ebenfalls eine positive Haltung gegenüber einem solchen Service belegt werden, wenn dieser Zusammenhang auch nur schwach ausgeprägt war.

Die Notwendigkeit von solchen Angeboten bejahten 67,7% der Männer und bei 80,5% der Frauen war die grundsätzliche Bereitschaft dieses Angebot zu nutzen und sich über die Übertragungswege von HIV und der Prävention einer Infektion zu informieren bzw. seinen Serostatus feststellen zu lassen gut ausgeprägt.

70,4% befürchten Stigmatisierung und Ausgrenzung für den Fall das Andere von einem HIV Test erfahren. Auffallend ist, dass bei Frauen die Angst vor Stigmatisierung und Ausgrenzung sehr stark zu sein scheint. Alleine 79,8% der Frauen fürchten Stigmatisierung innerhalb ihres sozialen Umfeldes und fürchten dass die Testergebnisse nicht vertraulich behandelt werden (82,4%).

Die Angst vor Stigmatisierung und Ausgrenzung ist einer der meist genannten Gründe warum freiwillige Beratungs – und HIV Testprogramme nicht in Anspruch genommen werden und ist besonders bei Frauen besonders stark ausgeprägt, wie verschiedene Untersuchungen in der Vergangenheit zeigen konnten (Jha, KK et. Al, 2009) (Mahato PK, et al, 2013).

Die Mehrzahl der Befragten vertraten die Meinung, das nur "verdächtige Personen" sich testen lassen sollten. Dies verdeutlicht die Tendenz das eigene HIV Infektionsrisiko herunterzuspielen und zu übertragen auf die Anderen, die durch ihr abweichendes Verhalten mit dem Virus infiziert werden. Damit wird eine mögliche HIV Infektion reduziert auf die Vertreter der sogenannten Hochrisikogruppen, Prostituierte, IV Drogenkonsumente und Männern mit gleichgeschlechtlichen Sexualkontakten.

Daneben war die Angst vor einem positiven Testergebnis (83,9%) und die Auffassung dass man nach einem positiven Testergebnis früher sterben muss (70,0%) sowie die Tatsache, dass es keine Impfung und keine Heilung gibt (85%), Gründe dieses Präventionsangebot nicht in Anspruch zu nehmen.

Wie viele Untersuchungen zum Thema zeigen ist die Angst vor einem positive Testergebnis sowie ein nicht wahrnehmbarer Nutzen den Serostatus zu erfahren, Faktoren, die Menschen davon abhalten sich testen und beraten zu lassen (Na H, at al, 2009). (Day JH, 2003).

In einer Studie unter Minenarbeitern in Süd-Afrika fand, dass die Angst vor einem positiven Testergebnis und das damit verbundene Wissen über das eigene Leiden und den damit verbundenen Tod das größte Hindernis darstellte.

Betrachtet man die Gesundheitsinfrastruktur Nepals vor dem Hintergrund der individuellen Möglichkeiten von Menschen in den ländlichen Regionen des Landes diese zu nutzen so sind die Annahmen über Behandlungsmöglichkeiten nach einem positiven Testergebnis durchaus realistisch.

Fehlende Zugang zu antiretroviralen Therapieangeboten und oftmals unzureichende Unterstützung des familiären Umfeldes im Falle von Krankheit und Pflegbedürftigkeit sind weitere mögliche Faktoren, die einer Nutzung entgegenstehen. Neben diesen Faktoren ist die Angst vor Stigmatisierung und Diskriminierung durch Familie, Nachbarn, Freunde und Arbeitgeber ein wesentlicher Faktor, der Menschen davon abhält sich über HIV-Prävention zu informieren oder sogar sich testen zu lassen.

Limitation

Die Untersuchung enthält zahlreiche Einschränkungen und ihre Ergebnisse sind nicht übertragbar auf andere Regionen Nepals

Es ist durchaus möglich, das die Form der Datenerhebung – Bevölkerungsbefragung mit *face – to face Interviews*, mit zufällig ausgewählten Befragten in ihren Häusern, zu Verzerrungen bei der Datenerhebung geführt hat.

Eine solche Verzerrung hat im wurden wiederholt in Studien zu sexuellem Verhalten berichtet (Cleland J, u.a., 2004) (Fenton KA, 2001).

Die Datenerhebung in der Studie stützt sich auf Selbstaussagen der Teilnehmer in einem öffentlichen Raum. Aufsuchende Befragung bei der die Privatheit vom Studiendesign zwar angestrebt, durch evtl. andere Familienmitglieder aber nicht gänzlich garantiert werden konnte, führt unter Umständen zu verfälschten Aussagen.

Der Fragebogen enthält eine große Anzahl sensitiver Fragen. Einige der Befragten fühlten sich möglicherweise bei der Beantwortung dieser Fragen unwohl und reagierten mit einem veränderten Antwortverhalten. Dadurch können möglicherweise   Verzerrungen (Bias) entstanden sein.

Die Befragung wurde durchgeführt von Mitarbeitern einer *NGO*, die im Bereich der HIV/AIDS Prävention tätig ist und selbst solche HIV Beratungs- und Testangebote anbietet. Es ist durchaus denkbar dass gegenüber dem *Peer Educator* ein sozial erwünschtes Antwortverhalten gezeigt wurde. Angesichts der Angst vor Stigmatisierung hohen Grad der AIDS Stigma in Nepal wäre dies nachvollziehbar.

Es ist durchaus möglich, das die große Präsenz des Thema HIV/AIDS in den Medien und auch das Wirken von *NGO´s* bei den Befragten dazu führen, dass sie die richtigen Antworten auf gewisse Fragen wissen, während das tatsächliche Verhalten davon erheblich abweicht. Damit sind Ergebnisse dieser Untersuchung durchaus vergleichbar mit solchen in anderen Studien (Maman S. u.a., 2001).

Andere Studienteilnehmer haben u.U. einige Fragen missverstanden. Um diese Bias zu verhindern wurden lokale Peer educators als Interviewer eingesetzt und vor Datenerhebung entsprechend geschult.

Es gibt darüber hinaus noch weitere Faktoren, die bei der Interpretation der Befunde berücksichtigt werden müssen. Die vorliegende Studie wurde in einer ländlichen Region durchgeführt. Die Generalisierung der hier gezeigten Ergebnisse auf andere Regionen Nepals oder etwa auf andere demografische Gruppen ist nur bedingt möglich.

Das Untersuchungsgebiet war eher homogen in der Zusammensetzung seiner Bevölkerung. In anderen Regionen Nepal sind die Bevölkerungsstrukturen weniger homogen, oder die sozio-kulturellen Gegebenheiten anders gelagert. Besonders in Regionen, die von tibetisch/buddhistischen Volksgruppen bewohnt sind mögen die Ergebnisse aufgrund einer anderen Einstellung zu Fragen der Sexualität und der anderen Stellung der Frauen wie bei den indo-arisch/hinduistischen Volksgruppen andere Ergebnisse zu Tage führen.

Darüber hinaus wurde das Design einer Querschnittsstudie gewählt, die keine vorausschauende oder kausale Interpretation zulässt.

Vor dem Hintergrund dieser methodischen Einschränkungen zeigen die Ergebnisse neben einer Reihe von Missverständnissen im Zusammenhang mit dem Wissen über HIV/AIDS starke Unterschiede im Geschlechtervergleich. Frauen ohne Bildung verfügen über ein deutlich geringeres Wissen als ihre männlichen Studienteilnehmern. Ihre Angst gegenüber Stigmatisierung und Ausgrenzung innerhalb des sozialen Umfeldes ist größer als das der Männer wobei ihre Einstellung zu freiwilligen HIV Beratungs- und Testangeboten im Gegensatz zu den männlichen Befragten positiver ist.

Diese Ergebnisse machen die Notwendigkeit deutlich Frauen bei der Planung von Präventionskampagnen mehr zu berücksichtigen.

Einrichtungen für freiwillige HIV Beratungs- und Testangeboten konzentrieren sich in Nepal meist auf die städtischen Gebiete. Ländliche Gebiete sind meist unterversorgt.

Aufgrund der begrenzten Einkommensmöglichkeiten in diesen Gebieten, einer niedrigen Bildungsrate und einem eingeschränkten Zugang zu modernen Kommunikationsmitteln, wie Radio und der eingeschränkten Verfügbarkeit von Gesundheitseinrichtungen sollten diese Regionen verstärkt in den Fokus nationaler und internationaler Partner gerückt werden.

Eine gute Wissensbasis über HIV/AIDS schafft die Voraussetzung zu einer persönlichen Verhaltensänderung und trägt dazu bei Stigmatisierungsprozesse innerhalb der Gesellschaft abzubauen. Damit wird die Bereitschaft es Einzelnen gefördert sich Beraten und Testen zu lassen und damit dazu beizutragen, die Neuinfektionsrate zu senken.

Eine generelle Verbesserung der Bildung, unabhängig von Geschlecht, sollte ebenfalls verfolgt werden, denn eine gutes Bildungsniveau, so zeigte die Untersuchung, ist ein wesentlicher Prädiktor für ein gutes Wissen über die Übertragung von HIV und der Prävention einer Infektion mit den Virus sowie für eine positive Einstellung zu freiwilligen HIV Test- und Beratungsangeboten.

Literaturverzeichniss

AIDS Data Hub. (2011). Asia-Pacific country reviews: Nepal at a glance. Bangkok, Thailand: AIDS Data Hub.

ASAMOAD-OE, GARCIA, CJM, BOERMA JT. (2004) HIV prevalence and trends in sub-Saharan Africa: no decline and large sub regional differences. *Lancet. 2004;364:35-40.*

BHAWAN, G. GALLI, A. (2010)Integrated Biological and Behavioural Surveillance Survey among Wives of Migrants in Four districts of Far-Western Nepal, submitted to FHI Nepal, by New ERA, Kathmandu, Nepal.

BHARAT, S. AGGLETON, PJ. TYRER, P (2001). India: HIV and AIDS related discrimination, stigmatization and denial. UNAIDS - Joint United Nations Programme on HIV/AIDS, (UNAIDS /01.46E) 2001.

BRIGG, Robert (2004. Acceptability and Utilisation of Service for VCT and STI in Kashey Aberce Hospital. Humera, Tigray, Ethiopia. *Ethiopia Medical Journal, 2004; 42:173-176.*

BROWN, T. XENOS, P. (1994). Aids in Asia: The gathering Storm Analysis from the East West Center, No. 16 August 1994

CAMPELL, C. (1997). Migrancy, masculine identities and AIDS: the psychological context of HIV transmission on the South African gold mines. *Social Science and Medicine 45, 273-281.*

CARTOUX, M., MEDA, N. VAN DE PERE et al. (1998) Acceptability of voluntary HIV testing by pregnant woman in developing countries; An international survey. Ghent International Working Group on Mother-to-Child Transmission of HIV. *AIDS, 12, 2489-2493.*

CALVERTON, MD. (2001) Demographic and Health Surveys (DHS). Ministere de la sante Rwanda. Enquete demographique et de sante (EDSR-11). Rwanda, 2001,

CENTRAL BUREAU OF STATISTICS (2012). National population and housing census 2011 (national report). (No. 01). Kathmandu, Nepal: Government of Nepal, National Planning Commission Secretariat, Central Bureau of Statistics.

CHIN, J. DUNLOP, DW. PYRE, A. (1994) "The HIV/AIDS situation in Nepal" Report prepared for SAIPH Division of the World Bank by the AIDS Unit. Asia Technical Department.

CLELAND, J; BOERMA, JT, CARAEL, M. WEIR; SS (2004) Monitoring sexual behaviour in general populations: A synthesis of lessons of the past decade. *Sexually Transmitted Infections* , 80, 1-7.

COATES, TJ. GRINSTEAD, OA. GREGORICH, SE.. et al. (2000) Voluntary HIV-1 Counselling and Testing Efficacy Study Group. Efficacy of voluntary HIV-1 counselling and testing in individuals and couples in Kenya, Tanzania and Trinidad: a randomised trial, *Lancet, 356, 103-112.*

COX, T. SUVEDI, BK. (1994). Sexual Networking in Five Urban Areas in the Nepal Terai. Published in Nepal by Valley Research Group, Kathmandu.

DAY, JH,MIYAMURA, K. GRANT, AD. et al. (2003). Attitudes to HIV voluntary counselling and testing among mineworkers in South Africa: Will availability of antiretroviral therapy encourage testing? *AIDS Care, 15:, 665-672.*

DE KOCK, K. JOHNSON, A. (1998), 'From exceptionalism to normalisation: a reappraisal of attitudes and practice around HIV testing,' *British Medical Journal 316, 290-3.*

DE ZOYSA, PHILLIPS, KA, KAMENGA, et al. (1995). Role of HIV counselling and testing in changing risk behaviour in developing countries. AIDS 1995; 9(suppl. A): 95-101.

DONABEDIAN, A., AXELROD, SJ. WYSZEWIANSKI, L(1980) Medical Care Chartbook. Washington D.C.: AUPHA Press.

EKANEM, EE, GBADEGESIN, A. (2004) Voluntary counselling and testing for human immunodeficiency virus: a study on acceptability by Nigerian women attending antenatal clinics. *African Journal of Repr Health.*;8:91-100.

FENTON K.A: JOHNSON AM; MCMANUS, S ERENS, B.(2001) Measuring sexual behaviour: Methodological challenges in survey research. *Sexually Transmitted Infections, 77,* 84-92

FYLKESNES, K HAWORTH, A ROSENVAÄRD, C KWAPA, PM. (1999) (1999) HIV counselling and testing: overemphasizing high acceptance rates a threat to confidentiality and the right not to know. *AIDS, 13: 2469-2474.*

FYLKESNES, K. SIZIYA, S (2004). A randomized trial on acceptability of voluntary HIV counselling and testing. *Tropical Medicine and International Health, 9(5); 566-572.*

GOVERNMENT OF NEPAL (2006). National Guidelines For Voluntary HIV/AIDS Counselling and Testing, National Center for AIDS and STD Control, Ministry of Health.

HE N, ZHANG J, YAO J, TIAN X, ZHAO G, JIANG Q, DETELS R. (2009) Knowledge, Attitudes, and Practices of Voluntary Counseling and Testing Among Rural Migrants in Shanghai, China AIDS *Educ Prev. 21(6): 570–581.*

HUTCHINSON, FL., MAHLALEILA, X. (2006) Utilization of voluntary counseling and testing services in the Eastern Cape, South Africa: *Aids Care*; 446-455.

JHA, SM CHAURASI R; JHA B. 2010) Knowledge about condoms among adolescenc in Kathmandu Valley. *Journal of Nepal Paediatr Soc,* ; 30:18-22

JHA, KK, SALHOTRA, VS, WEERAKOON AP, SHRESTHA L, MALLA, P. (2009) SAARC Journal of Tuberlulosis, Lung Diseases & HIV/AIDS,VI(2) 1-10Community based risk behaviour study on HIV/AIDS targeting women in Nepal-2007

KALICHMAN, SC. SIMBAYI, LC (2003) HIV testing attitudes, AIDS stigma, and voluntary HIV counseling and testing in a black township in Cape Town, *South Africa. Sex Transm Infect 2003; 79: 442-447.*

KIPPAX, A. (2006). A public health dilemma: A testing question. *AIDS Care, 18:230-235.*

LEGARDE, E. AUVERT, B, CARAEL, M. et al. (2001). Condom use and its association with HIV/sexually transmitted diseases in four urban communities of sub-sahara Africa. *AIDS*, 15 (suppl. 4): 71-78.

LENTZ, C. (1992). „Quantitative und qualitative Erhebungsverfahren im fremdkulturellen Kontext. Kritische Anmerkungen aus ethnologischer Sicht" In: Reichert, Christoph; Scheuch, Erwin K.; Seibel, Hans Dieter (Hg.) (1992): Empirische Sozialforschung über Entwicklungsländer. Methodenprobleme und Praxisbezug, Saarbrücken, Fort Lauderdale, S. 317-339. ISBN: 978-3881565448.

MA W, DETELS R, FENG Y.(2007)Ma W. et al. 2007) Acceptance of and Barriers to Voluntary HIV Counselling and Testing among Adults in Guizhou Province, China, *AIDS*, Vol. 21, Suppl. 8, 2007, pp. s129-s135.

MAHAJAN P, SHARMA N. (2005) Awareness level of Adolescent girls regarding HIV/AIDS (A comparative study of rural and urban area of Jammu), *Journal of Human Ecol.* 17, (4) p. 313 -314.

MAHATO PK, BURGESS T, BI P. (2013) Voluntary Counseling and Testing (VCT) services and its role in HIV/AIDS prevention and management in Nepal. In: *South East Asia Journal Of Public Health* 2013;3(1):10-1

MATHUR S, MALHOTRA A, METHA M. (2001) Adolescent girls' life aspirations and reproductive health in Nepal. *Reprod Health Matters* 2001;9:91-100.

MAMAN, SJ. MWAMBO, NM. HOGAN, GP. KILONZO, S. (2001). Women's Barriers to HIV-1 Testing and Disclosure: Challenges for for HIV-1 Voluntary Counselling and Testing. *AIDS Care. 2001: 13(5):595-603.*

MANDERSON, L. AABY, P. (1992). An Epidemic in the Field? Rapid Assessment Procedures and Health Research. *Social Science and Medicine 35: 839-850.*

MINISTRY OF HEALTH AND POPULATION, NEPAL (2011a). Nepal population report 2011. Kathmandu, Nepal: Government of Nepal, Ministry of Health and Population: Population Division.

MINISTRY OF HEALTH AND POPULATION, NEPAL (2011b). Annual report 2068/2069. (No. 2067/2068).Kathmandu, Nepal: Government of Nepal, Ministry of Health and Population, Departmentof Health Services.

MINISTRY OF HEALTH AND POPULATION, NEPAL, New ERA, & ICF International Inc. (2012). Nepal demographic and health survey 2011. Kathmandu, Nepal; Maryland, USA: Ministry of Health and Population [Nepal]; New ERA; ICF International Inc. (MOHP, 2011; CIA, 2013)
NDHS (2006) Nepal Demographic And Health Survey, Population Division Ministry of Health and Population Government of Nepal , Kathmandu, Nepal , New ERA, Kathmandu, Nepal , Macro International Inc. Calverton, Maryland, U.S.A., May 2007

NDHS (2011).Nepal Demographic and Health Survey, Report 2011
Population Division, Ministry of Health and Population, Government of Nepal, Kathmandu, Nepal, New ERA Kathmandu, Nepal

NATIONAL CENTRE FOR AIDS AND STD CONTROL (2004). National HIV/AIDS strategy (2002-2006), Nepal, Ministry of Health National Centre for AIDS and STD Control, Kathmandu. Teku, Kathmandu, 2004.

NATIONAL CENTRE FOR AIDS AND STD CONTROL (2012). Nepal Country Progress Report 2012 -To contribute to Global AIDS Response Progress Report 2012) Ministry of Health and Population, National Centre for AIDS and STD Control, Teku, Kathmandu, 2012.

NEGASH, Y. GEBRE, B. BENTI, D. BEJIGA, M (2003). A community based study on knowledge, attitude and practice (KAP) on HIV/AIDS in Gambella town, Western Ethiopia. *Ethiopian Journal of Health Development, Vol 17, No 3)*

NEPAL INSTITUTE FOR DEVELOPMENT STUDIES (2006) State of Migrants Health 2005. Nepal Country Report. Nepal Institute of Development Studies, Chandol, Kathmandu, Nepal

NEW ERA (1995). A Qualitative Study of Chemist Shops on the Land Transportation Routes from Naubise to Janakpur and Birgunj.

OSINUBI TS; AMAGHIONYEODIWE LA(2005) Myths surrounding HIV/AIDS in Southwest Nigeria. *International Journal of STD AIDS*. 2005;16:85.

PARKER, R. AGGLETON, P. (2003). HIV and AIDS-related stigma and discrimination: a conceptual framework and implications for action. *Soc Sc Med ;57:13-24.*

PEAK, A. RANA, S. MAHARJAN, SH, JOLLY, D. CROFTS, N. (1995).
Declining risk for HIV among injecting drug users in Kathmandu, Nepal: the impact of a harm-reduction programme. *AIDS. 1995 Sep;9(9):1067-70.*

POUDEL, KC. JIMBA, M. OKUMURA, J. et al (2004) Migrants´ risky sexual behaviours in India and at home in far western Nepal. *Trop Med Int Health. Aug;9(8):897-903.*

RICHOI, A. NAGAR, A. MARGA, N. (2000). Situation Analysis of HIV/AIDS in Nepal. Final Draft. Teku, Kathmandu: National Centre for AIDS and STD Control, December 2000.

RANA, MS. NEPALI, B. SATHIAN, B. ARYAL, RP. et al. (2013). The Socio-Demographic Characteristics of the Clients of Female Sex Workers and Attitude on HIV/AIDS: A Questionnaire Based Survey from Pokhara, Nepal. *Journal of Clinical and Diagnostic Research. 2013 January, Vol-7(1): 112-117*

SANTOS, B. VASCO, I. SITOE, T. DECOAS, J. (2000) Testing positive: The impact of HIV infection on women in Mozambique. 13th International AIDS Conference.

SAGIWA, MG. VAN DER STRATEN, A. GRINSTEAD, O et al (2000) Sagiwa, M.G., Client´s perspective of the role of voluntary counselling and testing in HIV/AIDS prevention and care in Dar es Salaam, Tanzania. *AIDS and Behaviour, 4(1), 35-48.*

SAKYA, GM. SHRESTHA, S. SHRESTHA, JPB. RAJKARNIKAR, RG. (2000). Report of Response Analysis on HIV/AIDS in Nepal. MEH Consultans (P) Ltd. And research Group for Health Economics and development (REGHED), Kathmandu (commissioned by NCASC and the Department of Health Services) Nationally circulated draft report.

SEDDON, David (1998). HIV-AIDS in Nepal: the Coming Crisis. *Bulletin of Concerned Scholars, Vol. 30, 35-45.*

SMITH, SL.(1996). A Participatory Action Research Study of Health Education, Knowledge, Attitudes and Practices Regarding Sexual Information in Nepal. MSc Thesis in Health Education and Health Promotion, Leeds Metropolitan University.

SUVEDI, BK(2006) Transition of HIV epidemic in Nepal, Kathmandu University, *Medical Journal, Vol. 4, No. 1, Issue 13, 115-118.*

SWEAT, M. GREGORICH, S. SANGIWA, G. et al (2000). Cost effectiveness of voluntary HIV-1 counselling and testing in reducing sexual transmission of HIV-1 in Kenya and Tansania. *Lancet*, 356(9224):113-21.

THIEME, S. BHATTARAI, R. GURUNG, G. KOLLMAIR, M. et all. (2005). .Addressing the needs of Nepalese migrant workers in Nepal and in Delhi, India. *Mountain Research and Development,25*(2), 109-114.

TAMANG, A. NEPAL, B. PURI, M. SHRESTHA, D. (2001). Sexual Behaviour and Risk Perceptions among Young Men in Border Towns of Nepal. *Asia-Pacific Population Journal, June 2001*

UNAIDS (2000a) Voluntary HIV/AIDS Counselling and Testing: Many Africans Do Want to Know, UNAIDS, Geneva http://www.usaid.gov/press/releases/2000/fs000712_2.html.

UNAIDS (2001) The impact of Voluntary Counselling an Testing. A global review of the benefits and challenges. UNAIDS Best Practice Collection, UNAIDS, Geneva.

UNAIDS (2002a) HIV voluntary counselling and testing: a gateway to prevention and care. June2002, UNAIDS, Geneva.

USAID/WHO (2004a) Country Profile Nepal http://www.usaid.gov/our work/global health/aids/Countries/ane/nepal.html. 06.10.2004.

UNAIDS (2006) UNGASS National Report: Nepal 2005

UNGASS (2010) Country Progress Report: Nepal. Available: http://www.unaids.org/ en/dataanalysis/monitoringcountry pro gress/2010progressreportssubmitted bycountries/ (accessed June 2013)

UNAIDS (2015) Global AIDS response progress reporting 2015, WHO Library Cataloguing-in-Publication Data Geneva 2015

VERMUND, S. WILSON, C. (2002) Barriers to HIV testing - where next?. *The Lancet: 360: 1186-87: October 19,*

WORLD HEALTH ORGANISATION (2001) Sexual relations among young people in developing countries: Evidence from WHO case studies, World Health Organization, Geneva, Switzerland, 2001.

ILIYASU, Z KABIR, M. GALADANCI HS(2005) Awareness and attitude of antenatal clients towards HIV voluntary counseling and testing in Aminu Kano Teaching hospital, Kano, Nigeria. *Niger Journal Med.;*14:27-32.

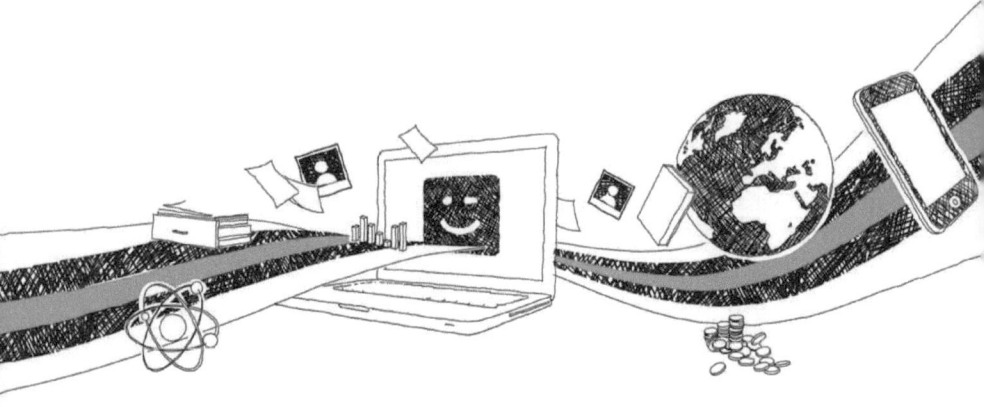
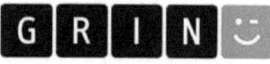